BEI GRIN MACHT SICH IHR
WISSEN BEZAHLT

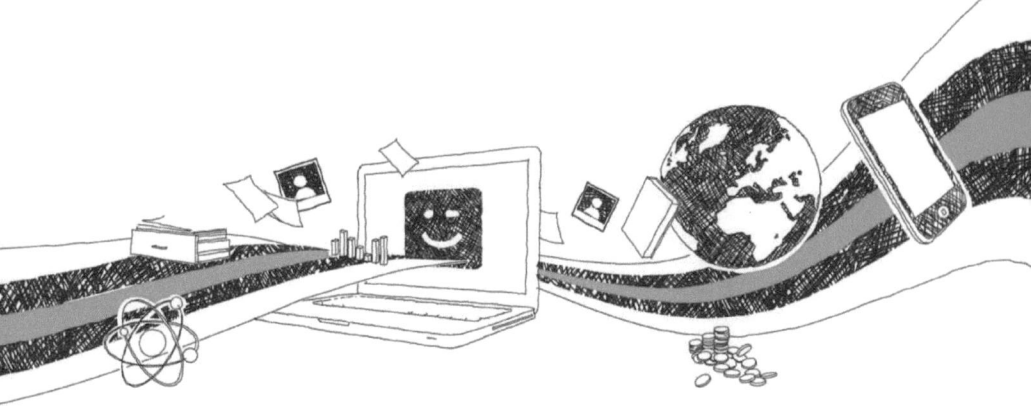

- Wir veröffentlichen Ihre Hausarbeit,
  Bachelor- und Masterarbeit

- Ihr eigenes eBook und Buch -
  weltweit in allen wichtigen Shops

- Verdienen Sie an jedem Verkauf

Jetzt bei www.GRIN.com hochladen
und kostenlos publizieren

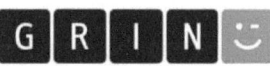

Anna Bayer

Konzeption eines kombinierten Entspannungstrainings

Im Rahmen der Kursplanerweiterung "Gesundheitsförderung und Prävention" im Lady-Fit Bamberg

GRIN Verlag

Bibliografische Information der Deutschen Nationalbibliothek:

Die Deutsche Bibliothek verzeichnet diese Publikation in der Deutschen National-
bibliografie; detaillierte bibliografische Daten sind im Internet über http://dnb.d-
nb.de/ abrufbar.

Impressum:

Copyright © 2012 GRIN Verlag, Open Publishing GmbH
Druck und Bindung: Books on Demand GmbH, Norderstedt Germany
ISBN: 978-3-656-22394-8

Dieses Buch bei GRIN:

http://www.grin.com/de/e-book/196249/konzeption-eines-kombinierten-entspan-
nungstrainings

Inhaltsverzeichnis

1 Inhalte und Aufbau des Kurskonzeptes

‚Ich atme ein und lass' mich fallen, ich spüre jeden Teil von mir!' *Juli*
Mit dem Kurs sollen die Frauen im Figur- und Gesundheitsstudio Lady-Fit Bamberg dazu befähigt werden, vorbeugend und in Situationen mittlerer Belastung in einen Zustand regenerativer Entspannung zu gelangen. Körperliche Verspannungen sind Zeichen für inneren Stress. Dieser kann sich beispielsweise in Schlaf- und Konzentrationsstörungen zeigen. Man ist nervös, innere Unruhe, Ängste, Ärger und Gereiztheit machen sich breit. ‚Stress' ist eine natürliche Reaktion unseres Körpers bei Herausforderungen und sicher sinnvoll bei ständiger Überlastung. Dieser übermäßigen Beanspruchung wiederum wird über bestimmte Techniken positiv entgegengewirkt. Entspannungstechniken aktivieren die Selbstheilungskräfte, sodass Stresssymptome schneller abgebaut und Belastungen mit einer gelasseneren Lebenshaltung begegnet werden. Über die intensive Körperwahrnehmung und verbesserte Sauerstoffversorgung kommt es zu einer Konzentrationssteigerung. Dies hat wiederum zur Folge, dass weniger Ermüdung auftritt und auch die Haltung optimiert wird. An diese Aspekte knüpfen nun das Entspannungsverfahren und die Arbeit mit den Teilnehmerinnen im Frauenstudio an.

1.1 Inhalte – Schwerpunkt Autogenes Training

Das Autogene Training (AT) ist ein sehr einfach und schnell zu erlernendes, sofort anwendbares Verfahren, mit dem man sich selbst jederzeit leicht helfen kann. So hat es in der ersten Hälfte des 20. Jahrhunderts der Psychiater Johannes Heinrich Schultz aus der Hypnose zur Selbsthypnose weiterentwickelt. Dabei wird durch Wiederholungen der Übungen für Körper und Psyche der Entspannungseffekt eingestellt und schneller erreicht. „Der Begriff […] ist aus den griechischen Worten ‚Autos' (Selbst) und ‚-gen' (erzeugend, bildend; auch übend) abgeleitet." (KRUMPEN, 2010, S.9) Mit dem Begriff ‚Training' werden die Effekte und Erfolge vergleichbar mit herkömmlichen Sportarten, welche nur durch systematisches und regelmäßiges Üben erlernt werden. Wichtig dabei ist, dass Entspannungseffekte nicht erzwungen werden können. In diesem Punkt hebt sich das AT von vielen Sportarten, die durch ‚eisernen Willen' Erfolge bringen, ab.
Der Kurs vermittelt die Grundstufen des AT und lässt aufbauend auf die dann bestehenden Kenntnisse und Erfahrungen Fantasiereisen einfließen. Elemente aus der Achtsamkeitslehre

verstärken den Zugang zur Entspannung und das Erleben im Lernprozess. Dabei geht es nicht grundsätzlich um mehr Kontrolle des Körpers, sondern darum, dass ‚unsere Ladies' eine Unterstützung in Phasen der Anspannung erhalten.

1.2 Aufbau

Gruppenkurs: Start: 8. Februar 2012

„Gesundheitsförderung und Prävention – Entspannung erleben und genießen."

- Mindestanzahl Teilnehmer 7, maximale Teilnehmeranzahl 15
- Teilnehmer im Alter von 18 – 70,
- 8 Termine á 45 - 75 Minuten, Mittwoch um 18:30 Uhr
- Gebühr für Externe € 85,00

1. Stunde: Vorstellung in der Gruppe Erarbeiten der Ziele der Teilnehmenden

Theoretische und praktische Einführung in das Autogene Training

Grundübungen des AT – Die Ruhetönung (Konzentration)

(Stufe 1) **Die Schwereübung** (Muskelentspannung)

Die Wärmeübung (verbesserte Durchblutung)

Feedback mündlich

2. Stunde: Reflexion und Austausch der Teilnehmerinnen (TN)

Eingehen auf die körperlichen Einschränkungen der TN

Wiederholen Ruhe, Schwere, Wärme

Einführen der Achtsamkeitsübung

in Verbindung mit Ruhe, Schwere, Wärme

Feedback

3. Stunde: Reflexion und Austausch der TN

Achtsamkeitsübung

Ruhe, Schwere, Wärme + Stufe 2: Organübungen Atem & Herz

Transfer in den Alltag, Stressmanagement

Feedback mündlich

4. Stunde: Reflexion und Austausch der TN

Achtsamkeitsübung

Grundübungen + Organübungen Atem, Herz, Bauch& Stirn

Transfer in den Alltag der TN – Umgang mit Störungen

Feedback mündlich

5. Stunde: Reflexion und Austausch über wahrgenommene körperliche Effekte

Achtsamkeitsübung

Grundübungen 1-3 + Organübungen ohne Rücknahme

Einführen der Phantasiereise

Feedback mündlich

6. Stunde: Reflexion und Austausch der TN

Achtsamkeitsübung

Ruhe, Schwere – Wärmeformeln zusammengefasst + Organübungen ohne Rücknahme

Phantasiereise

Feedback mündlich

7. Stunde: Reflexion und Austausch der TN

Achtsamkeitsübung

Ruhe, Schwere – Wärmeformeln zusammengefasst + Organübungen ohne Rücknahme

Phantasiereise

Überprüfung der Ziele der TN aus der 1. Sitzung, Transfer in den Alltag

8. Stunde: Reflexion und Austausch der TN

Achtsamkeitsübung

Ruhe, Schwere – Wärmeformeln zusammengefasst + Organübungen ohne Rücknahme

Phantasiereise

Reflexion des Kurses, Kursbewertung, Verabschiedung

Der grobe Ablaufplan des Entspannungskurses gibt Richtlinien aber auch gewissen Spielraum für die Ausgestaltung jeder einzelnen Einheit. Für die Dauer sind etwa 60 - plus minus 15 - Minuten geplant, da aufgrund der noch ungewissen Teilnehmerzahl die Reflexion und die Feedbackrunde leicht variieren können. Dieser aktive Teil in der Gruppe sollte aber jeweils 10 Minuten nicht überschreiten, um den Fokus auf den Entspannungsteil legen zu lassen. Hier sind 30 – 40 Minuten vorgesehen.

In der ersten Kursstunde ist es wichtig, dass eine positive Beziehung zu den Frauen aufgebaut wird. Über einen Anamnesebogen (s. Anhang 1) werden Formalitäten und Informationen zu den Teilnehmerinnen geklärt. Häufig ist zu Beginn des Kurses noch Anspannung, Unsicherheit oder auch Skepsis vorhanden. Dennoch sind die Damen auf diesen neuen Gruppenkurs aufmerksam geworden und interessiert sowie neugierig zur ersten Stunde erschienen. Es wird erwähnt, was zur jeweiligen Stunde mitzubringen ist. Hierfür stellt das Lady-Fit Bamberg ausreichend Equipment zur Verfügung, sodass die Teilnehmerinnen nur für Ihr eigenes Handtuch verantwortlich sind. Auf entsprechend warme Bekleidung wird außerdem hingewiesen. Im Kreise der Begrüßung beginnt dann eine Vorstellungsrunde mit kurzer Angabe der individuellen Zielsetzungen. Diese leitet der Trainer ein, um mögliche Hemmungen und Ängste zu nehmen. Anschließend folgt die grobe Erläuterung des Ablaufplanes und die Form der Anrede wird festgelegt. Die Daten der Mitglieder sowie der Externen sind vorab aufgenommen worden, sodass die Gruppe vollständig erfasst ist. Nach dem organisatorischen Teil geht die Trainerin kurz auf Theorie und Geschichte des AT ein, was im Anschluss durch die ersten Grundübungen praktisch verdeutlicht wird. Wichtig ist für die Praxis, dass vorher geklärt wird, welche der Frauen Rechts- oder Linkshänderin ist, da individuell immer mit der dominanten Seite von Arme und Beine begonnen wird. Zum Ende der ersten Stunde holt sich die Trainerin noch Rückmeldungen und Empfindungen ein. Mit einem Handout (s. Anhang 5) erhält jede der Frauen Richtlinien zur häuslichen Übung und Anwendung.

Jede weitere Einheit des Kurses lädt am Anfang der Stunde zu einem kurzen Erfahrungsaustausch ein, bei der die Frauen das Erlebte aus der letzten Einheit reflektieren. Angesichts des Anamnesebogens aus der ersten Stunde, geht die Trainerin in der zweiten Stunde auf die körperlichen Einschränkungen der Teilnehmerinnen ein. Für die weiteren Stunden sollen diese individuellen Beschwerden gezielt angesprochen und verbessert werden, sofern es die Entspannungsmethode zulässt. Über das Wiederholen der Praxis aus Stunde 1 werden jetzt die Inhalte gefestigt und durch einen weiteren Teil, die Achtsamkeitsübung, erweitert. Nach der Achtsamkeitsübung geht die Trainerin nochmals in das AT und dessen Grundübungen über, sodass die Frauen mehr und mehr in die Phase der Entspannung gelangen können. Zum Ende dieser und jeder weiteren Kursstunde ist Zeit für ein mündliches Feedback zum neu Erlernten eingeplant.

Mit der dritten Einheit erlernen die Frauen die Stufe 2 des AT. Eingeleitet wird der Entspannungsteil erneut mit der Achtsamkeitsübung, die jede Teilnehmerin auf den weiteren Verlauf einstimmen lässt. Im Anschluss an die Grundübungen Ruhe, Schwere und Wärme werden die Organübungen Atem und Herz durchgegangen. Der Entspannungsteil wird dann nochmal mit seiner Wirkung zum Thema ,Stress' aufgegriffen. Jede der Frauen erhält eine Postkarte (s.

Anhang 4), die in der Gruppe besprochen und verinnerlicht wird. Ein abschließendes Feedback beendet diese Einheit.

Als nächste Erweiterung baut die Trainerin in der vierten Einheit die Organübungen weiter aus und geht über zu Grundübungen plus Atem, Herz, Bauch und Stirn. Allem voran wieder die Achtsamkeitsübung. So erlangt der Kurs nach und nach eine feste Struktur, die den Frauen vertraut ist und die Anspannung fallen lässt. Die Bauch- / Leibübung soll hier niemanden auf den ‚Magen schlagen‘, sondern beispielsweise die Verdauung anregen. Die Stirnübung wird hier als Vorstufe des Zurücknehmen eingesetzt und hilft ‚einen klaren Kopf zu bewahren‘ (vgl. KRUMPEN, 2009, S. 18 ff.). Abschließend wird diese Stunde zusätzlich durch den Bezug zum Alltag der Frauen ergänzend abgerundet.

Die fünfte Stunde ist vom Ablauf entsprechend der 4. Stunde. Hier wird jedoch der Theoriebezug minimiert und stattdessen ein weiterer Entspannungsteil, die Fantasiereise, hinzugefügt. Als weitere Möglichkeit sich zu entspannen, trägt die Trainerin einen Text vor, der durch „bildhafte Versenkung als Hilfe für die Entspannung dient“ (BUSKIES/ BOECKH-BEHRENS, 2009, S.302). Eine Rücknahme aus der entspannten Situation erfolgt erst ganz zum Schluss. Über eine nachfolgende Gesprächsrunde berichten die Teilnehmerinnen von der neuen Erfahrung.

Auf Stunde 6 wird weiter unten im Text noch näher eingegangen und als komplett ausgearbeitete Kursstunde dargestellt. Diese Einheit des Kurses bietet für die Frauen eine komplex aufgebaute Entspannungsstunde über drei verschiedene Methoden, die miteinander in Kombination den optimalen Effekt bereitstellen. Hier können die Frauen das Erlernte positiv festigen sowie mit der Trainerin das Geübte ausbauen.

Mittlerweile soll für die Frauen der Ablauf in ‚Fleisch und Blut‘ übergegangen sein, sodass bereits zu Beginn eine gewisse Ruhe und Gelassenheit in der Gruppe herrscht. In der vorletzten Stunde wird das Gelernte aus den vorherigen Einheiten für den Großteil der Gruppe mit mehr Intensität untermauert. Die gesamte Unterstufe des AT - Schwere- und Wärmeübungen sowie Organübungen – wird im Übungszeitraum der acht Einheiten zusammen mit zwei weiteren Entspannungsverfahren realisiert. Als Schlussrunde wird hier die erste Kursstunde wieder aufgegriffen und die bereits festgelegten Zielsetzungen nochmals reflektiert. Übertragen in den Alltag ist es für die Frauen nun möglich, selbst auf die Störfaktoren und gesteckten Ziele einzuwirken.

In der letzten Stunde des Kurses erhalten die Teilnehmerinnen im Anschluss an das gemein-schaftliche Entspannungstraining ein Feedbackprotokoll. Dies wird - anonym oder mit Namen versehen - ausgefüllt abgegeben und gibt der Trainerin Rückmeldung zu ihrer Person und zu ihrem Erscheinungsbild in den letzten acht Wochen. Jede der Frauen hat außerdem die Zeit, subjektive Empfindungen bzw. Anregungen vor der Gruppe aufzuführen und regt eventuell zur Diskussion an. Beendet wird der Kurs mit einer Verabschiedung aller Teilnehmerinnen seitens der Trainerin. Hier werden weitere Kursangebote bzw. Empfehlungen für den Alltag mündlich mitgegeben sowie ein Dank ausgesprochen. Mit der Verabschiedung ist der Ent-spannungskurs erfolgreich beendet.

1.2.1 Terminliche Verteilung

An acht Abenden (Mittwoch), jeweils 18:30 Uhr à ca. 45 – 60 Minuten, lernen und üben die Teilnehmerinnen mit dem Kursleiter in einer kleinen Gruppe die Grundtechniken des Autoge-nen Trainings. Schon nach dem ersten Treffen kann das Gelernte jederzeit in vielen Alltagssi-tuationen nutzbringend und entspannend eingesetzt werden.

Mit dem wöchentlichen Treffen der Gruppe ist ausreichend Zeit für die Übung zu Hause ge-währt und das Erlernte kann über Handzettel sowie Formelvorgaben eigenverantwortlich durchgeführt werden. Die festen Termine stellen für die Frauen jedoch nicht nur ein Zeitfens-ter dar, sondern gewähren außerdem einen strukturierten Ablauf in den nächsten zwei Mona-ten. Nachdem an einem Grundkurs teilgenommen wurde, besteht dann die Möglichkeit die Entspannungstechnik in Aufbaukursen über die Oberstufe des AT, mit anderen Methoden oder im Einzeltraining zu erweitern und zu vertiefen. Hierfür sind weitere Kursangebote im Studio ausgeschrieben.

1.2.2 Lernziele und Prinzipien

Die wichtigsten theoretischen Grundlagen zum Thema Stress und Entspannung sowie die Hintergründe der Entspannungsmethode AT werden über die acht Stunden in kleinen Einhei-ten vermittelt. Der Umfang an theoretischen Erörterungen und der Austausch individueller Erfahrungen beziehen die Teilnehmerinnen aktiv mit ein und schaffen eine Vertrauensbasis zur Trainerin und der Gruppe. Ein theoretisches Grundverständnis hilft auch für weiterfüh-rende Veränderung im Alltag sensibilisiert zu sein.

Die maximale Teilnehmerzahl beträgt 15. Angesicht der kleinen Gruppe ist es immer möglich den Erfahrungsaustausch im Anschluss an das Entspannungstraining zu gewährleisten. Therapeutische Besprechungen persönlicher Anliegen sind in diesem Rahmen nicht möglich, können aber bei Bedarf für ein Einzelgespräch vereinbart werden.

Über sogenannte Formelsätze und beispielhafte Texte (s. Anhang 3, 5-8) erlernen die Frauen einen Zustand körperlicher Entspannung zu erreichen, welcher mit etwas Übung automatisch eine psychische Erholung nach sich zieht. Leistungssteigerung, Schmerzdämpfung oder verbesserte Selbstkontrolle sind Effekte, die über das AT gewährleistet werden können.

Damit die Frauen den Vorgang der Entspannung verstehen lernen, erleben und selbst herbeiführen können, macht es Sinn, zunächst den Mechanismus der Anspannung im menschlichen Körper nachzuvollziehen und Stress als Fähigkeit des Menschen wertzuschätzen (s. Anhang 4). Klarheit darüber zu erhalten, dass jeder Körper individuell unterschiedlich in der Lage ist zu entspannen, zieht Wahlmöglichkeiten und Alternativen nach sich. Vielfältige und unterschiedliche Wege die Entspannung zu erleben, machen es möglich, den individuell geeigneten Zugang zu finden. Die Bewusstheit, dass man in der Lage ist beispielsweise durch die Achtsamkeitsübung, diesen Vorgang selbst herbeizuführen, stärkt wiederum das Vertrauen in die eigenen Fähigkeiten. Das alles wird über Wissensvermittlung, Handzettel und Informationsblätter für die Frauen veranschaulicht sowie nachhaltig in der Gruppe verinnerlicht (s. Anhang 3-6).

Der Lern- und Trainingseffekt, den man zeitfreundlich geschehen lassen kann, kommt meist den Alltagsbedingungen der Kursteilnehmer entgegen. Mit der schriftlichen Ausführung der Grundübungen sowie der formelhaften Vorsätze (s. Anhang 5) wird den Teilnehmerinnen die Übung außerhalb des Kurses erleichtert und dient somit als Hilfestellung im Anbetracht der ersten Erfahrungen, die gesammelt werden. Während der Kursphase schafft die Trainerin über eine ruhige, sanfte Stimmlage und langsamen Sprachrhythmus in Verbindung mit passender Hintergrundmusik die besten Voraussetzungen für den Entspannungsprozess.

2 Detaillierte Darstellung der Einheit 6

Wer kennt das nicht? Verpflichtungen, Termindruck, private Sorgen, Umwelteinflüsse. „Wer wünscht sich nicht einen Weg zu Entspannung und innerer Gelassenheit, von Zeit zu Zeit eine Reise zum eigenen Ich, einen ‚Termin nur mit sich selbst‘." (BUS-KIES/BOECKH-BEHRENS, 2009, S. 279)

Im Rahmen der nachfolgenden detaillierten Darstellung einer ausgewählten Kursstunde, wird das Selbstbeeinflussungsverfahren mittels Atmung, Autogenem Training und Fantasiereise verdeutlicht.

Diese Einheit des Kurses baut sich aus drei Teilen Entspannung auf. Geboten sind Übungen zur Körperwahrnehmung durch Autosuggestion, Atmung und Imagination, was positiven Einfluss auf die Körperfunktionen sowie auf die kognitiven Abläufe hat. Mit einer kurzen Hinführung zum eigentlichen Entspannungsteil wird hier die Zentrierung der Aufmerksamkeit nach innen trainiert. Eine bildhafte Vorstellung verhilft letztendlich dazu, Vertrautes und Angenehmes in Verbindung mit entspanntem Dasein zu bringen. Aus dem obigen Ablaufplan ersichtlich beginnt auch diese Einheit mit einer kurzen Reflexion über das kürzlich Erlernte bzw. werden noch offene Fragen und mögliche Unsicherheiten zu Themen aus den vorherigen Stunden geklärt. Zusätzlich wird in dieser Einheit darauf eingegangen, wie der Körper beim Entspannungstraining reagieren kann. Ein Handzettel, (s. Anhang 6) bedruckt mit möglichen körperlichen Effekten, wird hier verteilt und in der Gruppe ausgefüllt sowie kurz besprochen und analysiert. Es muss nicht zwingend bei jeder der Frauen zu diesen Empfindungen kommen, aber es wird sich mitunter die ein oder andere von diesen Reaktionen angesprochen fühlen. Sei es nun die allgemeine Beruhigung oder die gezielte Wahrnehmung der herabgesetzten Herzfrequenz.

Das Eingehen auf den Kunden schafft eine entspannte Atmosphäre und lässt die Frauen ‚ankommen‘ (vgl. MATHESIUS, 2011, S.111). Nun ist es für die Gruppe und der Trainerin unbeschwerter in den Teil der Entspannungsübungen überzugehen. Dieser beginnt mit der Achtsamkeitsübung.

2.1 Einleitung – Achtsamkeitsübung

Mit der kurzen Atem- und Achtsamkeitsübung werden die Teilnehmerinnen „in den Augenblick, in das Jetzt, in die Gegenwart zurückgeführt (...) und [gelangen] rasch [in] eine[n] ruhigeren Geisteszustand." (vgl. BUSKIES/ BOECKH-BEHRENS, 2009, S.294). (s. Anhang 6)

Diese Art Lockerungsübung hilft dabei, dass sich die verschiedenen Charaktere des Kurses vorerst ‚fallen lassen können‘. Eine Matte, bequeme Kleidung und Ruhe unterstützen dieses Effekt. Diese Phase nimmt etwa 3-5 Minuten in Anspruch und gefolgt vom AT befindet sich der Körper bereits in der Entspannung.

2.2   Ruhe, Schwere – Wärmeformel zusammengefasst + Organübungen

Die Frauen haben zu Beginn der Übungen eine bequeme Haltung bzw. Rückenlage eingenommen. Im Liegen tun sich gerade Anfänger leichter, den Ausführungen der Trainerin mit völlig entspannter Muskulatur folgen zu können. Bestehend aus kurzen formelhaften Texten, die sich der Übende mehrmals im Gedanken vorsagt, werden die Frauen hier zur möglichst intensiven Vorstellung angeregt. (s. Anhang 7)

Ein Körper im Ruhezustand kennzeichnet sich dann durch bestimmte Empfindungen und kann sich ganz auf die Entspannung konzentrieren. Schwere und Wärme zeigen sich deutlich in der Entspannung der Muskulatur, die in Verbindung mit einer verbesserten Durchblutung steht.

Mit den Organübungen taucht die Trainerin tiefer in die Unterstufe des AT ein. Die Erweiterung in der Grundstufe durch die Atmung, die Herz-, Leib- und Stirnübung zeigt den Frauen ihren Fortschritt auf und bereichert das Entspannungsverfahren im Kurs. Das ständige Wiederaufgreifen und wiederholte Einfügen der Ruheformel verschafft dennoch immer wieder eine gewisse Routine, die harmonisch und vertraut im Ablauf unverändert bleibt.

Auf das Zurücknehmen innerhalb des AT wird hier verzichtet, da eine anschließende Fantasiereise zum Abschluss der Stunde dient.

2.3 Abschluss – Fantasiereise

Gerade zum Ende der jeweiligen Einheit wird über die Fantasiereise noch einmal ein positives, erholsames Erlebnis mit auf den Weg gegeben. Hier eignen sich durchaus Texte, die naturverbunden sind. Mit der gewählten Fantasiereise (s. Anhang 8) werden die Frauen angeregt, sich - auf dem ,Berg angekommen' - einen Überblick zu verschaffen. Vielleicht über das Neue aus dieser Kursstunde? Vielleicht über die Ausgangssituation, die sich womöglich nun verändert hat? Vielleicht aber auch über die das, was vor ihnen liegt?

Hierbei liegt in ungefähr 10 Minuten ein enormes Potential an Vorstellungskraft, welches individuell unterschiedlich ausfällt. Diese Fantasie jeder einzelnen Teilnehmerin soll sich im Anschluss an den vorgelesenen Text mindestens 3 Minuten entfalten können und Ruhe sowie Erholung erleben lassen.

Das Einschlafen einer oder mehrerer Teilnehmerin/nen während der Fantasiereise ist oft ein Beweis für die tiefe Entspannung. In der Tiefenentspannung kommt die Teilnehmerin in Kontakt mit dem Unterbewusstsein. „Dort sind Wünsche, Ängste, nicht gelebte Möglichkeiten, unbearbeitete Erlebnisse, Erfahrungen oft in Form von Gefühlen und Symbolen gespeichert." (SAFS & BETA, 2011, S. 79)

Von daher ist bei der Fantasiereise behutsam und simpel vorzugehen, nicht zu viel Text vorzugeben, um den Gedanken der Frauen ‚freien Lauf zu lassen'.

3 Fazit / Schlussfolgerung

3.1 Vorteile des Kurskonzeptes

Im Kontext bietet das Kurskonzept mit all seinen Inhalten ein fundiertes Wissen sowie praktische Anleitung durch die Trainerin. Die theoretische Vermittlung dient dazu, die Teilnehmerinnen in die Lage zu versetzen, das Entspannungstraining zu verstehen und optimal umzusetzen. Mit der anschließenden Übungsdurchführung erzielen die Frauen unweigerlich eine erhöhte Handlungskompetenz und Eigenverantwortung. Weiterhin wird durch Hintergrundwissen der Sinn und Zweck verdeutlicht, was die Teilnehmerinnen motivieren wird, auch nach Ende des Kurses die Methodik konsequent weiterzuführen. Nicht nur ein Beitrag zur Gesundheitserhaltung und Prävention ist gegeben, sondern auch zu mehr Selbstbewusstsein und Stärke.

Ferner bestärkt die Gruppendynamik jede Einzelne, was nicht zuletzt ‚Berührungsängste' abbaut bzw. zur Knüpfung sozialer Kontakte führt. Durch Verabreden außerhalb des Kursgeschehens, vom Austausch über Erlebnisse und Beweggründe, diesen Kurs zu besuchen, profitieren die Frauen untereinander.

Jede der Frauen, egal welchen Alters, kann so neben der Wirksamkeit dieser Methodenkombination für den Alltag auch etwas Zwischenmenschliches mitnehmen. Mitunter entstehen hier sogar emotionale Bindungen zum Lady-Fit sowohl bei den bestehenden Mitgliedern als auch bei externen Teilnehmerinnen.

3.2 Mögliche Umsetzungsprobleme in der Praxis

Da das vorangegangene Kurskonzept in diesem Ausmaß noch nicht durchgeführt wurde, besteht noch kein direkter Praxisbezug. Die nachfolgenden Punkte, erweisen sich demnach als eventuelle Hindernisse bzw. Schwachstellen, die im Vorfeld durchdacht und möglichst minimiert werden sollen.

Ein Problemfaktor kann gegebenenfalls die abgeneigte Haltung bezüglich dieser neuen Kurskonzeption sein. Viele haben Probleme, ihre Schwachpunkte und Überforderungen preiszugeben bzw. wollen diese nicht vor anderen zulassen. Sich eine positive Grundhaltung anzueignen bei bisherigem Mangel an Freude, bei negativen Sichtweisen und Emotionen, erscheint auf den ersten Blick schwierig und kann einem aktiven Angehen dieser Spannungen im Wege stehen.

Dennoch ist dieser Punkt aufgrund der Mitgliederzahl von rund 850 als eher unwahrscheinliche Umsetzungshinderung anzusehen. Vielmehr ist zu bedenken, dass sich mehr als 15 Frauen für diesen Kurs anmelden möchten. Bei großem Interesse wäre die Überlegung eines weiteren Termins für einen zweiten Kursstart sinnvoll und kann bereits im Vorfeld Interessentinnen binden. Die erste Schwierigkeit stellt also das Herausfinden eines ausgeglichenen Verhältnisses von Angebot und Nachfrage dar.

Ein wohl bedeutenderes Manko wäre, dass mit dieser Methode Jung und Alt gleichermaßen angesprochen werden sollen. Dieser zum Teil große Altersunterschied wird mit großer Wahrscheinlichkeit bei der Umsetzung innerhalb der Gruppe zu Interessensunterschieden und unterschiedlichen Erwartungshaltungen führen. Für die jüngeren Teilnehmerinnen wird es anfangs andere Themen und Schwerpunkte geben als bei den Älteren. Im Alter haben beispielsweise Rückenprobleme, Gelenkschmerzen, Blutdruck und andere Stoffwechselerkrankungen höhere Priorität als in jungen Jahren. Hier werden vor allem Prüfungsängste, Kreislaufprobleme, Überlastung in Beruf und Alltag oder auch muskuläre Entspannung fokussiert. In diesem Zusammenhang sollte die Zeit zu Beginn jeder Einheit – wie aus obiger Ablaufdarstellung hervorgeht - effektiv für den Austausch und die Bearbeitung der Beschwerden genutzt werden.

Ein weiterer Punkt ist die nötige Ernsthaftigkeit, mit der das Kursgeschehen betrachtet werden muss. Durch oft fehlende Konzentration und Gelassenheit kann es womöglich dazu kommen, dass sich einzelne Teilnehmerinnen mit der Methodik der Trainerin nicht identifizieren können. Anstelle von positiver Beeinflussung, treten vermehrt Unruhe, Anspannung und möglicherweise auch körperliche Beschwerden in den Vordergrund. Dies wird durch eine verkrampfte Haltung und unbedingten Willen zur Entspannung provoziert. Wie aus 1.1 hervorgeht, kommt man hier mit bloßem ‚eisernen Willen‘ nicht weit.

Dennoch setzt der Kurs eine konsequente und regelmäßige Anwesenheit voraus, da die acht Einheiten aufeinander aufbauen bzw. alle für den ‚Trainingserfolg‘ wichtig sind. Das Fehlen von Teilnehmerinnen würde sozusagen eine Wissenslücke und das Verpassen neuer Übungsanweisungen mit sich bringen.

3.3 Eigene Bewertung des Kurskonzeptes

Aus all dem Geschriebenen geht nun hervor, dass jeder Mensch durch gewisse Stressoren, die uns allen im Alltag begegnen, in einen Spannungszustand gelangt. Das innere Gleichgewicht wird dadurch physisch sowie psychisch gestört und ruft Abwehrmechanismen hervor, die uns positiv oder negativ reagieren lassen.

Positive Reaktionen benötigen wir, um unseren täglichen Aufgaben und Anforderungen gerecht zu werden. Die Folgen von langanhaltendem Stress sind krankheitsfördernd und ungünstig für den menschlichen Körper. Nun kann mit Hilfe der Entspannungsübungen die Stressbewältigung erfolgreich angegangen und der Körper zur inneren Ruhe geführt werden. Mit dem Schwerpunkt auf das Autogene Training, schafft die aufgeführte Methodik eine Abnahme des Muskeltonus, eine ökonomisierte Durchblutung und tieferen Schlaf. Durch die Kombination weiterer Techniken schafft dieses Konzept eine tiefgründige Entspannungssituation über eine optimale Ergänzung von Körperwahrnehmung und Fantasie.

Die Trainerin übernimmt hier zwar nicht die Rolle einer Therapeutin, jedoch schafft sie über die nötige Ausstrahlung eine Vertrauensbasis zur Gruppe und erhält direkten Kontakt zum Klienten.

Alles in allem gibt das Kurskonzept den Teilnehmerinnen einen Anstoß bei der Hilfe zur Selbsthilfe. Mit dem nötigen Wissen ist es den Frauen auch nach erfolgreicher Beendigung des Kurses möglich, weiterhin in Eigenregie ein gesundes und entspanntes Leben zu führen.

4 Literaturverzeichnis

BUSKIES, W./ BOECKH-BEHRENS, W.-U.: Fitness-/ Gesundheitstraining, Die besten Übungen und Programme für das ganze Leben, Originalausgabe, Rowohlt Verlag GmbH, Reinbek bei Hamburg 2009, S.279-304

KRUMPEN, S.: Von Frühlingserwachen bis Winterzauber, 1. Auflage, Books on GmbH, Norderstadt 2010, S. 9, 18

MATHESIUS, R.: Studienbrief Entspannung, Deutsche Hochschule für Prävention und Gesundheitsmanagement, Saarbrücken 2011, S. 9-34, 109 ff.,

SAFS & BETA: Bildungsakademie, Grundlagen der Entspannung, Hochheim/Main 2011, S. 8, 20 f., 60, 70-73

Anhang

Anhang 1: <u>Anamnesebogen zu Beschwerden des Klienten</u>

Name: Alter: Beruf:

Momentanes Stressempfinden auf einer Skala von 1 – 10 (bitte ankreuzen):

1   2   3   4   5   6   7   8   9   10

Welche der folgenden Stressoren sind zutreffend?

o Familie	o Beruf	o Zu voller Tagesablauf
o Beziehung	o Mobbing	o Chaos/ Unordnung
o Kinder	o Überforderung	o Wohnsituation
o Single sein	o Unterforderung	o Ungeklärte Konflikte
o Sonstiges:		

Treffen körperliche (Stress-)Symptome zu?

o Muskelverspannungen	o Schmerzen z.B. Kopf, Rücken
o Magen, Darm, Verdauung	o häufige Erkältungen/ Immunschwäche
o Hauterkrankungen/ Allergien	o Herz-Kreislaufbeschwerden
o Übergewicht o Untergewicht	o Bluthochdruck
o sonstige Beschwerden z.B. WS, chronische Beschwerden:	

Treffen psychische (Stress-)Symptome zu?

o Sucht	o Unruhe	o Aggressivität
o Hilflosigkeit	o Konzentrationslosigkeit	o Druckgefühl
o Essstörungen	o Schlafstörungen	o Panikattacken
o Depressionen	o Müdigkeit	o Trauer
o Sonstiges		

Wurden Symptome/ Krankheiten mit dem Arzt geklärt?

Gibt es Empfehlungen für Therapien/Behandlungen/Medikamente?

[Datum und Unterschrift Klient]
Anhang 2:   **Feedbackprotokoll Klient**

Name Trainer: Name Klient:

So habe ich mich gefühlt:

Wie habe ich die Entspannung erlebt? Gab es Hindernisse?

Wie habe ich den Trainer erlebt?

- Stimme:

- Geschwindigkeit:

- Lautstärke

- Inhalte

- Rückholung:

Sonstiges:

Anhang 3: Handout

Ich atme ein und lass' mich fallen, ich spüre jeden Teil von mir! *Juli*

Die Balance zwischen Belastung und Erholung, zwischen Anspannung und Entspannung. In unserer schnelllebigen Zeit gelangt dieser Zustand immer mehr in den Hintergrund, was sich auf unserer Gesundheit, unsere Leistungsfähigkeit und unser Wohlbefinden niederschlägt.

WIRKUNG des Entspannungstrainings:

✓ KRAFT DER GEDANKEN durch Autogenes Training: Die bewusste Vorstellung des entspannten Zustandes lässt die Anspannung im Körper allmählich lösen.

✓ BILDER SAGEN MEHR ALS TAUSEND WORTE – Die Fantasiereise: Die intensive Vorstellung von angenehmen Situationen oder Bildern lässt belastende Gedanken verschwinden und positive Emotionen wachsen.

✓ ATME TIEF EIN: Durch bewusste Atmung richtet sich die Aufmerksamkeit/ Achtsamkeit auf den eigenen Körper und führt zu einem herabgesetzten Aktivitätsniveau sowie zu zeitlicher Struktur in Bewegungsabläufen.

Anhang 4: Postkarte zum Mitnehmen

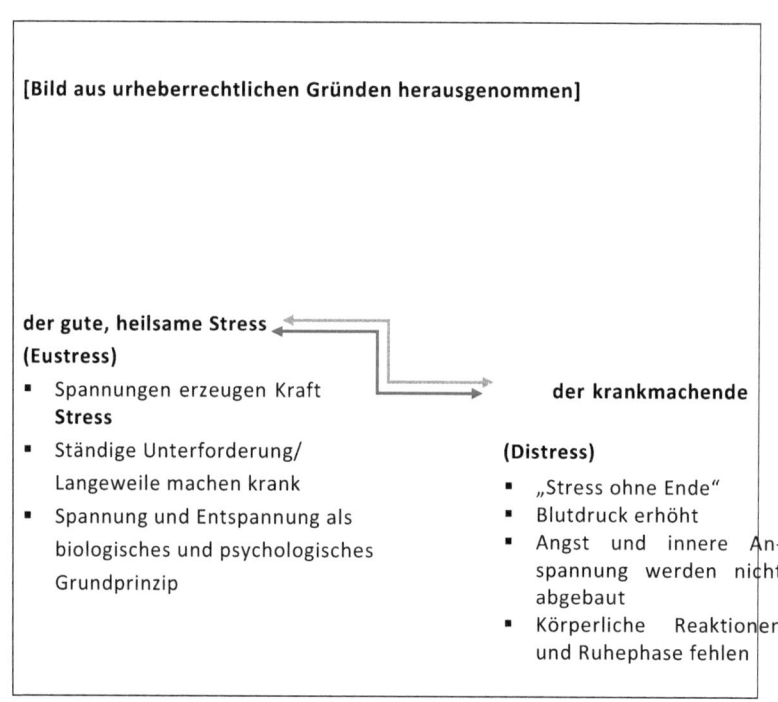

[Bild aus urheberrechtlichen Gründen herausgenommen]

der gute, heilsame Stress (Eustress)
- Spannungen erzeugen Kraft
- Ständige Unterforderung/ Langeweile machen krank
- Spannung und Entspannung als biologisches und psychologisches Grundprinzip

der krankmachende Stress (Distress)
- „Stress ohne Ende"
- Blutdruck erhöht
- Angst und innere Anspannung werden nicht abgebaut
- Körperliche Reaktionen und Ruhephase fehlen

Anhang 5: Übungen der Grundstufe

Übungen der Grundstufe
nach Johannes Heinrich Schultz (Psychiater)

Grundübung 1:   Ruhetönung (Konzentration)

„Ich bin ganz ruhig und entspannt."

Grundübung 2:	Schwereübung (Muskelentspannung)
	„Mein … Arm ist / beide Arme sind schwer."
	„Mein … Bein ist / beide Beine sind schwer."

Grundübung 3:	Wärmeübung (verbesserte Durchblutung)
	„Mein … Arm ist / beide Arme sind warm."
	„Mein … Bein ist / beide Beine sind warm."

Organübungen:	Atem – „Es atmet mich." Oder „Die Atmung ist ruhig."
	Herz – „Mein Herz schlägt ruhig und regelmäßig."
	Bauch – „Mein Bauch ist angenehm warm, weich und weit."
	Stirn – „Meine Stirn ist angenehm kühl."

Formelhafte Vorsätze sind persönlich ausgerichtet und dienen zur Vorbereitung auf die zukünftigen Anforderungen oder möglichen Problemen/ Schmerzen, die zu meistern sind. Sie vergegenwärtigen kein Wunschdenken und müssen immer wieder neu formuliert werden. So realisieren sie Selbstmotivation und unterstützen dem Prozess der völligen Entspannung.

- „Ich weiß, was ich kann – ruhig und konzentriert meistere ich diese Prüfung."
- „In der Ruhe liegt die Kraft."
- „Die nächste Zeit gehört mir und meiner Entspannung."

Entspannungskurs Anna Bayer

Quellen: MATHESIUS, Studienbrief DHfPG, 2011, S. 89
KRUMPEN, Von Frühlingserwachen bis Winterzauber, 2009, S. 16-20

Anhang 6:   **Mögliche wahrgenommene körperliche Effekte**

Effekte	*Trifft zu*	*Trifft nicht zu*
↓ Herzfrequenz	o	o
↓ Atemfrequenz	o	o
> Atemtiefe	o	o

< Muskelspannung (Tonus)	O	O
Schwere- und Wärmeempfindungen	O	O
↑ Speichelfluss	O	O
↓ Schmerz	O	O
Wahrnehmung von Licht und Farben	O	O
Beruhigung	O	O
↓ Aufnahmefähigkeit von äußeren Reizen	O	O
körperliche und geistige Frische	O	O

Anhang 7:   **Einleitung – Achtsamkeitsübung**

„Diese Übung kannst Du im Sitzen, im Stehen und im Liegen machen. *(Pause)* …

Du kannst Deine Augen jetzt schließen *(Pause)* …

Mache es Dir sehr bequem, so, wie es Dir jetzt möglich ist *(Pause)* … Achte noch ein-mal darauf, wo Dein Körper etwas berührt *(Pause)* … die Unterlage *(Pause)* …

den Boden *(Pause)* ... den Stuhl *(Pause)* ... Fühle einmal genau dorthin *(Pause)*...

Und nun achte einmal auf Deinen Atem *(Pause)* ... wie der Brustkorb sich bewegt *(Pause)* ... wie er sich hebt und wieder senkt *(Pause)* ... beim Atmen

Wie die Bauchdecke sich bewegt *(Pause)* ... und wenn Du genau auf Dich achtest *(Pause)* ... bewegen sich Deine Nasenflügel ein wenig *(Pause)* ... Fühle einmal genau dorthin *(Pause)* ...

Und komme nun allmählich wieder zurück *(Pause)* ... achte wieder auf Deinen Körper *(Pause)* ...wo der Körper Kontakt hat *(Pause)* ...

Nun möchte ich Dich einladen. Lege Dich weiterhin auf die Matte. Mache es Dir so bequem wie gerade möglich ist. Bewege den Kopf und die Schultern noch ein wenig, bis Du das Gefühl hast, bequem zu liegen. Ich beginne jetzt mit dem autogenen Training, die Übung dauert etwa 30 Minuten [10 Minuten Lehrprobe]. Schließe Deine Augen ..."

Anhang 8: Ruhe, Schwere – Wärmeformeln zusammengefasst + Organübungen

„Ich bin ganz ruhig – ich bin ruhig und gelassen" *[3 x]*

„Wiederhole jetzt diese Formel innerlich 4 x ... Spüre, wie sich Ruhe und Entspannung ausbreiten"

„Gedanken kommen, steigen auf und ziehen vorbei, wie Wolken am Himmel"

[Für Rechtshänder]

„Der rechte Arm ist schwer und wohlig warm" … *(Pause) [4-6x]*

„Ich bin ruhig und gelassen" *[1x]*

„Der linke Arm ist schwer und wohlig warm" … *(Pause) [4-6x]*

„Ich bin ruhig und gelassen" *[1x]*

„Das rechte Bein ist schwer und wohlig warm" … *(Pause) [4-6x]*

„Ich bin ruhig und gelassen" *[1x]*

„Das linke Bein ist schwer und wohlig warm" … *(Pause) [4-6x]*

„Ich bin ruhig und gelassen" *[1x]*

„Arme und Beine sind schwer und wohlig warm" … *(Pause) [4-6x]*

„Ich bin ruhig und gelassen" *[1x]*

„Meine Stirn ist angenehm kühl" … *(Pause) [4-6x]*

„Ich bin ruhig und gelassen" *[1x]*

„Das Herz schlägt ruhig und gleichmäßig" … *(Pause) [4-6x]*

„Ich bin ruhig und gelassen" *[1x]*

„Die Atmung ist ruhig – es atmet mich" … *(Pause) [4-6x]*

„Ich bin ruhig und gelassen" *[1x]*

„Das Bauch ist strömend warm" … *(Pause) [4-6x]*

„Ich bleibe ruhig und gelassen" [3x]

Anhang 9:   Abschluss – Fantasiereise

Hügel & Berge

„Ich lade Dich zu einer Reise ein.

Stelle Dir vor, Du möchtest einen Berg besteigen. Du trägst eine große Last auf Deinem Rücken. *(Pause)*

Du machst Dich auf den Weg. *(Pause)*

Du bist allein und freust Dich über die Ruhe. *(Pause)*

Du gehst weiter den Berg hinauf und manchmal schaust Du Dich nach den Vögeln oben am Himmel um. Je mehr Du Dich Deinem Ziel näherst, umso mehr lege Ballast von Dir ab. ES IST EIN GUTES GEFÜHL...Du lässt alles hinter Dir.

Dann siehst du den Gipfel... *(Pause)* Erlebe das Gefühl der Freiheit ... Stück für Stück. *(Pause)* Nun hast Du Dein Ziel erreicht. Du stehst ganz oben auf dem Berg.

Du fühlst Dich frei von unnötigem Ballast... Spüre das Gefühl der Freiheit und der Schwerelosigkeit... Genieße und verweile.

Ich bin mir sicher, Du kannst hier auftanken und Dich erholen.

Sehe Dich ruhig um, genieße den herrlichen Ausblick und spüre die positive Energie in Dir.

Verweile ganz in der Stille ... Sauge dieses Gefühl ein...ganz tief ... *(Pause)*

Du verlässt nun den Berg, nimm das Gefühl mit und komm zurück in den Raum.

Spüre den Boden unter Dir, nimm die Luft, und die Geräusche in diesem Raum wahr. *(Pause)*

Du nimmst die Erholung mit ins Hier und Jetzt und Du weißt, dass du jederzeit auf diesen Berg zurückkehren kannst.

Du atmest nun tief durch. Mache Deine Hände zu Fäusten, bewege Deine Finger ein wenig.

Nimm beide Hände weit über den Kopf, streck Dich richtig aus, wie Du es früh beim Aufwachen auch tun würdest. Tief Einatmen und langsam wieder Ausatmen. *(Pause)*

Komme langsam wieder in das Hier und Jetzt. Öffne dann langsam wieder Deine Augen." *(3 Minuten Nachruhe)*